# DIE EINFACHE WUNDERKUR

## EINE HEILENDE ÜBUNG BEI KREBS

VON: JOHN MERCOLA

# Inhalt

## Haftungsausschluss

Die in diesem Buch "Die einfache Wunderheilung: Eine Heilungsübung für Krebs" enthaltenen Informationen sind ausschließlich für Bildungszwecke bestimmt. Sie sind nicht als Ersatz für professionelle medizinische Beratung, Diagnose oder Behandlung gedacht.

Der Inhalt dieses Buches basiert auf Forschungsergebnissen, persönlichen Erfahrungen und den Erfahrungen anderer, die ihre Geschichten geteilt haben. Obwohl alle Anstrengungen unternommen wurden, um die Richtigkeit und Vollständigkeit der dargestellten Informationen zu gewährleisten, übernehmen der Autor und der Verlag keine Garantie für die Wirksamkeit oder Sicherheit der besprochenen Behandlungen, Nahrungsergänzungsmittel oder Ernährungsempfehlungen.

Die Krebsbehandlung ist ein komplexer und individueller Prozess, der von qualifiziertem medizinischem Fachpersonal überwacht werden sollte. Den Leserinnen und Lesern wird dringend empfohlen, ihren Gesundheitsdienstleister zu konsultieren, bevor sie auf der Grundlage der in diesem Buch enthaltenen

Informationen Änderungen an ihrem Behandlungsplan oder ihrer Lebensweise vornehmen.

Der Autor und der Herausgeber lehnen jegliche Haftung für nachteilige Auswirkungen oder Folgen ab, die sich aus der Verwendung oder Anwendung der in diesem Buch enthaltenen Informationen ergeben. Die Entscheidung, die Informationen in diesem Buch zu verwenden, erfolgt ausschließlich auf Risiko des Lesers/Patienten.

Es ist wichtig, daran zu denken, dass der Körper und die gesundheitlichen Umstände jedes Einzelnen einzigartig sind. Was für den einen funktioniert, muss für den anderen nicht gelten. Es ist immer am besten, sich von einer qualifizierten medizinischen Fachkraft individuell beraten und behandeln zu lassen.

## BÜCHER DESSELBEN AUTORS:

* ABSCHIED VON DER GIARDIASIS

* ABSCHIED VOM HERPES

* ABSCHIED VON MORBUS CROHN

* DIE LEBENSWICHTIGEN ELEMENTE DES WOHLBEFINDENS FÜR DIE HEILUNG VON KREBS: ERDE, WASSER, FEUER UND ÄTHER.

* DAS TERPENTIN-HEILBAD

* TB, ODER NICHT TB: DAS HEILMITTEL DER NATUR FÖRDERN: TRIUMPH OVER TUBERCULOSIS

* DER TRICK GEGEN TRICHINEN: TRICHOMONIASIS AUF NATÜRLICHE WEISE LOSWERDEN

* DIE HEILUNG VON BLASTOCYSTIS.HOMINIS

* <u>HIATUSHERNIE-HEILUNG LEICHT GEMACHT</u>: GEORGIA-KNAPP-ANSATZ

* <u>TECHNIK DER VITALITÄT</u>: DER NISHI-KNAP-BAUPLAN FÜR GESUNDHEIT UND VERJÜNGUNG

* <u>VITALITÄTS-ÖLWECHSEL</u>: LEITFADEN UND PROTOKOLL FÜR DIE ENTGIFTUNG DES KÖRPERS

* <u>BETTWANZEN SIND WEG</u>: DER ULTIMATIVE LEITFADEN ZUR NATÜRLICHEN VERNICHTUNG DIESER MIKROVAMPIRE

* <u>DEN HOMO ERECTUS ZURÜCKGEWINNEN</u>: DER SELBSTCHIROPRAKTISCHE HEILUNGSLEITFADEN FÜR EIN AUFRECHTES LEBEN

* <u>ABSCHIED VON DER AMÖBIASIS</u>

* <u>NATURHEILKUNDLICHER ANSATZ ZUR BESEITIGUNG HARTNÄCKIGER</u>

<u>VIRALE INFEKTIONEN</u>: EIN UMFASSENDES PROTOKOLL

* <u>MASTERING DER KANADISCHEN APOTHEKERPRÜFUNG: TEIL 1</u> - MCQ-PRÜFUNGEN BEWÄLTIGEN

* <u>HEILUNG DES DUNSTES: EIN LEITFADEN FÜR DEN BENZO- UND BARBITURATENTZUG</u>

* <u>DURCH BLEI IN DIE IRRE GEFÜHRT</u>: DIE ENTGIFTUNGSLÖSUNG FÜR BLEIVERGIFTUNGEN ENTSCHLÜSSELN

## Einführung

Dieses knappe Büchlein stellt ein wirkungsvolles Mittel zur

wirksamen Krebsbekämpfung vor, das auf den

Erkenntnissen renommierter Praktiker wie Dr. Max

Gerson, Katsuzo Nishi und Dr. Lobrey beruht. Die

beschriebenen Übungen sind nicht nur erfrischend,

sondern auch vitalisierend und bieten sowohl präventive

als auch therapeutische Vorteile gegen Krebs. Ausdauer

ist das A und O, denn eine langfristige Beschäftigung mit

dieser Übung kann zu bemerkenswerten Ergebnissen

führen.

In der Arbeit von Katsuzo Nishi werden zahlreiche Krebspatienten vorgestellt, bei denen die Ärzte eine tödliche Diagnose gestellt hatten und die durch die regelmäßige Anwendung dieser Übung wieder gesund wurden. Auch die russische Journalistin Maya Gugulan überwand ihre Krebserkrankung, die trotz dreier erfolgloser Chemotherapien anhielt, indem sie eine strenge, gesunde Diät einhielt und diese Übung in ihren Tagesablauf integrierte. Im Gegensatz zu anderen Luftbadübungen, die Erkältungssymptome hervorrufen oder verschlimmern können, ist diese Übung äußerst sicher. Sie kann sogar die Genesung von einer Erkältung beschleunigen, wenn sie während der Krankheit praktiziert wird.

Diese Übung dient als wirksames Entgiftungsinstrument, da sie als eine Form der Hautgymnastik funktioniert, die den venösen Rückfluss des Blutes zum Herzen fördert. Diese Stimulation wirkt sich positiv auf die Leber aus und kann nicht nur bei Krebserkrankungen, sondern auch bei Verdauungsproblemen, Darmbeschwerden, Hauterkrankungen, psychischen Problemen und Infektionen hilfreich sein. Durch die Überflutung des Körpers mit frischer Luft und Sauerstoff wirkt diese Übung belebend und verjüngend und hilft dem Körper, giftige Gase über die Haut auszuscheiden, ähnlich wie die Lunge.

## Der Kaiser der Krankheiten

Krebs, der oft als "Kaiser der Krankheiten" bezeichnet wird, ist auf dem Vormarsch und wird voraussichtlich in vielen Ländern die häufigste Todesursache sein und sogar

Herz-Kreislauf-Erkrankungen und Diabetes übertreffen.

Alarmierende Forschungsergebnisse deuten darauf hin,

dass wir in den kommenden Jahrzehnten mit einem

Tsunami von Krebsfällen konfrontiert werden könnten.

Nach Angaben der Weltgesundheitsorganisation wird für

das Jahr 2050 mit über 35 Millionen neuen Krebsfällen

gerechnet, was einem Anstieg von 77 % gegenüber den

geschätzten 20 Millionen Fällen im Jahr 2022 entspricht.

Diese drohende Krise unterstreicht den dringenden

Bedarf an wirksamen Lösungen zur Krebsbekämpfung.


Die pharmazeutische Industrie hat zwar einige

vielversprechende Behandlungen entwickelt, wie z. B. die

Immuntherapie, doch ist es von entscheidender

Bedeutung, die zugrunde liegenden Probleme anzugehen

und nicht nur die Symptome zu behandeln. Die Immuntherapie zielt beispielsweise darauf ab, die Fähigkeit des Immunsystems zur Krebsbekämpfung zu stärken. Sie kann jedoch unwirksam sein, wenn das Immunsystem bereits geschwächt oder durch Giftstoffe überlastet ist. In solchen Fällen kann eine Entgiftung des Körpers notwendig sein, bevor man versucht, das Immunsystem zu stimulieren.

Es ist wichtig, nach umfassenden Lösungen zu suchen, die die Ursachen von Krebs angehen, anstatt sich nur auf symptomatische Behandlungen zu verlassen. Indem wir uns auf die Entgiftung und die Unterstützung der natürlichen Abwehrkräfte des Körpers konzentrieren, können wir auf wirksamere und dauerhafte Lösungen zur Bekämpfung dieser verheerenden Krankheit hinarbeiten.

## Die Haut

Bei der Luftbadetherapie, einer der wirkungsvollsten Übungen überhaupt, wird der Körper dem allgegenwärtigen Element Luft ausgesetzt. Von Geburt an sind wir von diesem essentiellen Bestandteil des Lebens umhüllt, was ihn zu einem integralen Bestandteil unserer Existenz macht. Unsere Haut, das größte Organ des Körpers, ist das Spiegelbild unseres Inneren, sie repräsentiert unsere Persönlichkeit und Psyche. Sie fungiert nicht nur als Schutzbarriere, sondern auch als lebenswichtiges Organ, das oft als "zweites Herz" bezeichnet wird. Dies liegt an seiner Rolle im Immunsystem, im endokrinen System und sogar an seiner Fähigkeit, die Funktionen anderer Organe wie Niere, Lunge und Verdauungssystem zu imitieren.

Noch deutlicher wird die Bedeutung der Haut in extremen Situationen, wie z. B. bei schweren Verbrennungen, wo ihr Zustand die Prognose eines Patienten erheblich beeinflussen kann. Bei Nierenversagen spielt die Haut eine entscheidende Rolle bei der Ausscheidung überschüssiger Harnsäure, ein Prozess, der durch das Auftreten von urämischem Reif - einer kristallisierten Harnstoffablagerung auf der Haut von chronisch Nierenkranken - beobachtet werden kann. Dies unterstreicht die Rolle der Haut als lebenswichtiges Organ für die Aufrechterhaltung der Homöostase und der allgemeinen Gesundheit.

Darüber hinaus ist die Haut nicht nur eine passive Barriere, sondern interagiert aktiv mit ihrer Umgebung und reagiert auf Reize wie Temperaturschwankungen und emotionale

Erfahrungen. Gänsehaut ist beispielsweise eine bekannte Reaktion, die durch Kälteeinwirkung oder emotionale Erregung ausgelöst wird, was die dynamische Natur der Haut unterstreicht. Darüber hinaus fungiert die Haut als Immunorgan, wie die Verabreichung von Impfstoffen durch Injektion in die Haut zeigt, was ihre entscheidende Rolle beim Schutz des Körpers vor Krankheitserregern unterstreicht.

Neben ihren Schutz- und Regulierungsfunktionen dient die Haut auch als Diagnoseinstrument, das Aufschluss über die Gesundheit und das Wohlbefinden eines Menschen gibt. Bei chronischen degenerativen Erkrankungen wie Krebs zeigt die Haut oft ein blasses, blutarmes Aussehen, das den zugrunde liegenden Krankheitsprozess widerspiegelt. Auch

Infektionskrankheiten können sich in der Haut

manifestieren, wie z. B. Dehnungsstreifen im

Zusammenhang mit bestimmten Erkrankungen.

Die bemerkenswerte Vielseitigkeit der Haut zeigt sich

auch in ihrer Fähigkeit, Substanzen zu absorbieren, was

die Applikation von Medikamenten und Nährstoffen über

Pflaster und Liposomen ermöglicht. Diese einzigartige

Eigenschaft unterstreicht die vielseitige Rolle der Haut

sowohl als Schutzbarriere als auch als Kanal für

therapeutische Eingriffe.

Obwohl die Haut ein wichtiger Bestandteil von

Gesundheit und Krankheit ist, gibt es nicht viele

Informationen darüber, wie man sie gesund halten kann.

Für die Haut ist es genauso wichtig, den Körper zu

reinigen wie für die Leber. Wir können die Gesundheit der Leber und die allgemeine Gesundheit verbessern, indem wir die Entgiftung der Haut unterstützen. Dr. Max Gerson betonte, dass die Leber ein wichtiger Teil des Entgiftungsprozesses ist und dass Krebs oft entsteht, wenn die Leber nicht mehr richtig arbeitet. Eine langsame Leber, die Giftstoffe nicht richtig ausscheiden kann, kann dazu führen, dass sich gefährliche Stoffe im Blutkreislauf ansammeln, was sich negativ auf die Gesundheit der Zellen und die Körperfunktion insgesamt auswirkt.

Dieser Zusammenbruch kann dazu führen, dass viele Organe nicht mehr richtig funktionieren und das Immunsystem geschwächt wird, so dass der Körper anfälliger für Krankheiten durch Viren, Bakterien und Hefepilze wird, wenn diese auftreten. Wenn das Redox-

Potenzial der Zellen unter den Sollwert fällt, können sich

Tumore und andere gefährliche Wucherungen bilden. In

diesem Fall wird der Körper geschwächt, weil sein eigenes

abnormales Zellwachstum gegen die natürliche Ordnung

des Lebens verstößt.

## Kohlenmonoxid

Kohlenmonoxid (CO) ist ein hochgiftiges Gas, das eine

erhebliche Gefahr für das menschliche Wohlbefinden

darstellt und häufig zu langfristigen Krankheiten wie Krebs

führt. Obwohl es weder sichtbar noch geruchlich

wahrnehmbar ist, kann es dem Körper schweren Schaden

zufügen, vor allem, wenn man ihm ständig ausgesetzt ist.

Besonders besorgniserregend ist die Neigung von

Kohlenmonoxid (CO), sich an Hämoglobin zu binden, und

zwar mit einer Bindungsaffinität, die 200 Mal stärker ist

als die von Sauerstoff. Die geringere Bindungsaffinität von Sauerstoff an die Zellen behindert wichtige Zellfunktionen und kann zu verschiedenen gesundheitlichen Problemen führen.

CO-Vergiftungen sind besonders heimtückisch, da sie sich schleichend entwickeln können und so die natürlichen Funktionen des Körpers beeinträchtigen. Obwohl eine akute Exposition gegenüber hohen CO-Mengen schnell zum Tod führen kann, ist eine chronische Exposition gegenüber niedrigeren Werten ebenso gefährlich, da sie die Entwicklung von Krebs und anderen schweren Gesundheitsstörungen verursachen kann. Die Wirkung von Kohlenmonoxid (CO) auf die Sauerstoffversorgung der Zellen ist äußerst wichtig. Der Körper benötigt eine wesentlich höhere Menge an Sauerstoff, um CO aus dem

Hämoglobin zu entfernen, was das Problem noch verschärft.

Krebs ist eine der zahlreichen Folgen einer lang anhaltenden Kohlenmonoxidbelastung. Das Spektrum der potenziellen Gesundheitsprobleme im Zusammenhang mit der Kohlenmonoxid (CO)-Belastung ist breit gefächert und umfasst chronische Müdigkeit, Gedächtnisstörungen, arbeitsbezogene Schwierigkeiten, Schlafstörungen, Schwindel, neurologische Erkrankungen, Parästhesien (Missempfindungen), wiederkehrende Infektionen, Magen-Darm-Schmerzen und Durchfall. Das breite Spektrum an Symptomen unterstreicht die weitreichenden Auswirkungen von Kohlenmonoxid auf die Körpersysteme und macht deutlich, dass diese weit verbreitete Gesundheitsgefahr unverzüglich bekämpft

werden muss.

Abgesehen von seinen unmittelbaren Auswirkungen auf

das Wohlbefinden kann Kohlenmonoxid (CO) auch

erhebliche Folgen für die Sicherheit und Effizienz am

Arbeitsplatz haben. Bei Personen, die erhöhten Mengen

von Kohlenmonoxid (CO) ausgesetzt sind, kann es zu

einem Rückgang der kognitiven Fähigkeiten, einer

verminderten Fähigkeit, Entscheidungen zu treffen, und

zu einer Abnahme der Gesamtleistung kommen. Die

Auswirkungen dieser Effekte können sowohl für Personen

als auch für Unternehmen erhebliche Folgen haben, was

die Notwendigkeit von Maßnahmen zur Verringerung der

Kohlenmonoxidbelastung im beruflichen Umfeld

unterstreicht.

Aufgrund der schwerwiegenden Gesundheitsgefahren, die

mit der Exposition gegenüber Kohlenmonoxid (CO)

verbunden sind, müssen unbedingt vorbeugende

Maßnahmen ergriffen werden, um die Wahrscheinlichkeit

einer Vergiftung zu verringern. Dazu gehören die

Gewährleistung einer ausreichenden Luftzirkulation in

geschlossenen Räumen, die routinemäßige Inspektion und

Wartung von Gasgeräten und der Einbau von

Kohlenmonoxiddetektoren in Wohn- und

Arbeitsbereichen. Indem wir die Öffentlichkeit über die

Gefahren von Kohlenmonoxid aufklären und geeignete

Präventivmaßnahmen ergreifen, können wir uns und

unsere Mitmenschen vor dieser nicht wahrnehmbaren

Gefahr schützen.

## Das Airbath

Das Luftbad ist ein Hilfsmittel und eine Übung, die

mehrere therapeutische Vorteile für den Körper hat, was

es im Kampf gegen Krebs nützlich macht. Ein

Schlüsselfaktor für seine Wirksamkeit ist seine Fähigkeit,

die Sauerstoffversorgung zu verbessern. Die Bedeutung

des Einflusses des Luftbads wird durch die Entdeckungen

von Otto Warburg vor etwa einem Jahrhundert

unterstrichen, die zeigten, dass Tumore im Vergleich zu

gesundem Gewebe einen höheren Glukoseverbrauch

haben. Bezeichnenderweise stellte er fest, dass ein

erheblicher Teil der von Tumoren aufgenommenen

Glukose fermentiert wird, um Laktat zu erzeugen, anstatt

durch Atmungsmechanismen oxidiert zu werden. Darüber

hinaus wird Krebs allgemein mit zellulärer und

geweblicher Hypoxie in Verbindung gebracht, was

bedeutet, dass es sich um einen Zustand handelt, der

durch Sauerstoffmangel gekennzeichnet ist.

Die Bedeutung des Luftbads liegt in seiner Fähigkeit, diese

Prozesse abzuschwächen. Das Luftbad versorgt den

Körper mit reichlich frischer Luft und Sauerstoff, was dazu

beitragen kann, der zellulären Hypoxie entgegenzuwirken

und den Gärungsprozess möglicherweise umzukehren.

Das Vorhandensein von reichlich Sauerstoff in dieser

Umgebung schafft eine unwirtliche Umgebung für

Krebszellen, die unter zuckerhaltigen anaeroben

Bedingungen gedeihen.

Darüber hinaus verbessert das Luftbad auch den

allgemeinen Blutkreislauf. Das Luftbad erleichtert die

Zirkulation des trägen venösen Blutes von der Haut zurück

zum Herzen. Die Verbesserung der Durchblutung der Haut, die eines der wichtigsten Organe des Körpers ist, führt zu einer verbesserten Durchblutung des gesamten Körpers.

Die verbesserte Durchblutung unterstützt die Ausscheidung von Giftstoffen, indem sie deren Ausscheidung über die Haut fördert. Das Luftbad fördert die Hautatmung und erleichtert die Ausscheidung von Giftstoffen, wodurch Leber und Nieren entlastet werden.

Ein weiterer bedeutender Vorteil des Luftbads im Zusammenhang mit der Krebstherapie ist seine Durchführbarkeit. Es ist universell zugänglich, unabhängig von der geografischen Lage. Das Luftbad kann unabhängig in den eigenen vier Wänden durchgeführt werden, ohne dass man Unterstützung benötigt. Die Kosteneffizienz und die Einfachheit dieser Option machen sie zu einer praktischen Wahl für Personen, die auf der Suche nach

ergänzenden Methoden zur Behandlung von Krebs sind.

Das Luftbad ist eine wirksame Behandlung bei Krebs, da

es den Sauerstoffgehalt erhöht, die Durchblutung fördert

und den Abtransport von Giftstoffen unterstützt. Die

einfache Integration in die tägliche Routine und die

Kosteneffizienz erhöhen die Attraktivität als ergänzende

Behandlung von Krebs.

Im Gegensatz zu dem einfachen Ansatz der von Lehman

und Lobrey vorgeschlagenen Luftbadübungen beinhaltet

die von Nishi befürwortete Luftbadmethode eine

strukturiertere und systematischere Abfolge von Übungen.

Bei der Methode von Lehman muss der Patient lediglich

seinen nackten Körper 15 bis 20 Minuten lang frischer Luft

aussetzen, während Lobrey den Körper abdeckt und wieder aufdeckt, um den venösen Rückfluss anzuregen, den er als "zweites Herz" bezeichnet und der die allgemeine Zirkulation fördert. Im Gegensatz dazu beinhaltet Nishis Luftbad-Methode eine präzise Abfolge von Bedecken und Aussetzen des Körpers an die frische Luft, wobei ein spezifisches Zeitschema eingehalten wird, das durch die Verwendung eines Timers erleichtert wird.

Das Nishi-Luftbad ist ein abwechselndes Verfahren, bei dem der Körper zunächst abgedeckt und dann in geregelter Weise der frischen Luft ausgesetzt wird. Diese Reihenfolge ist entscheidend, da sie dazu beiträgt, die Vorteile des Luftbads zu optimieren. Die Verwendung einer Zeitschaltuhr stellt sicher, dass jede Phase des

Luftbads für die entsprechende Dauer durchgeführt wird, um die Wirksamkeit zu maximieren.

Die strukturierte Natur von Nishis Luftbad unterscheidet es von anderen Methoden, da es die Bedeutung der Einhaltung des Timings und der Abfolge betont, um optimale Ergebnisse zu erzielen. Dieser Ansatz spiegelt Nishis ganzheitliches Verständnis des Körpers und seiner Funktionen wider und unterstreicht die Verflechtung der verschiedenen physiologischen Prozesse.

Insgesamt bietet Nishi's Airbath einen umfassenden und methodischen Ansatz, um die Vorteile der frischen Luft zu nutzen, wobei die Bedeutung des richtigen Zeitpunkts und der richtigen Reihenfolge für die Optimierung der therapeutischen Wirkung des Luftbads hervorgehoben

wird.

Das Luftbad von Nishi enthält **11 Zyklen**. Es ist eine

Abfolge von nackt sein, dann angezogen. Der beste Weg,

es zu tun ist, einen Bademantel zu tragen, so ist es

einfacher, es zu nehmen, um Ihren Körper an die frische

Luft zu setzen.

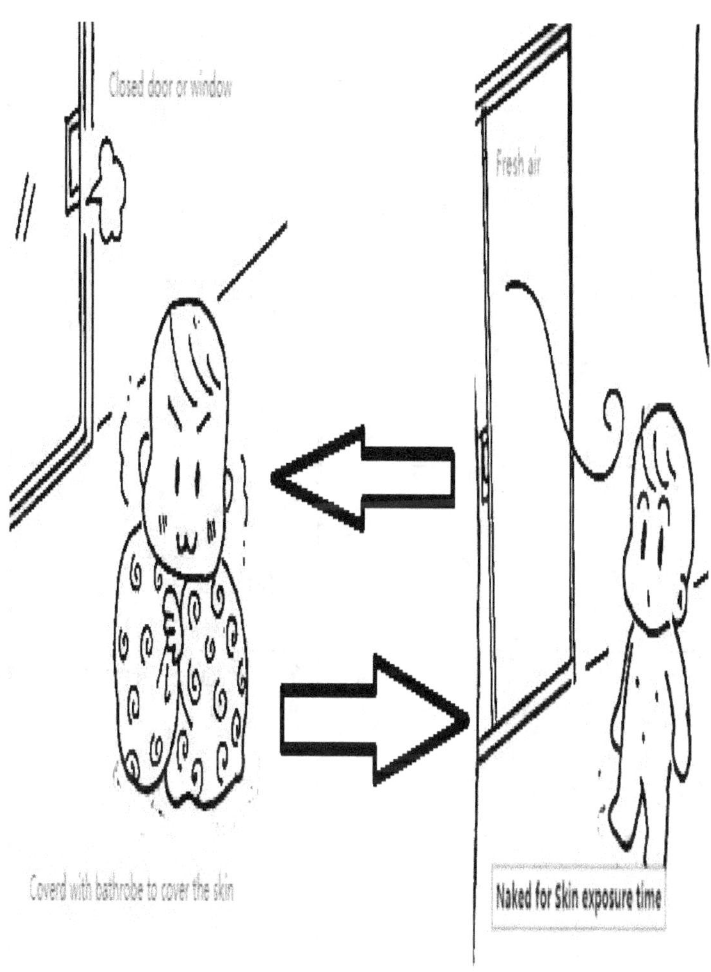
Closed door or window
Fresh air
Coverd with bathrobe to cover the skin
Naked for Skin exposure time

| Zyklen | Zeit nackt sein | Zeit zum Anziehen |
| --- | --- | --- |
| 1 | 20 Sek. | 1 Minute |
| 2 | 30 | 1 Minute |
| 3 | 40 | 1 Minute |
| 4 | 50 | 1 Minute |
| 5 | 60 | 1 Minute und eine Hälfte |
| 6 | 70 | 1 Minute und eine Hälfte |
| 7 | 80 | 1 Minute und eine Hälfte |
| 8 | 90 | 2 Minuten |
| 9 | 100 | 2 Minuten |

| 10 | 110 | 2 Minuten |
| 11 | 120 | Ausruhen auf einem harten Boden, der zur Stimulierung der Leber gekleidet ist |

Wichtiger Hinweis: Das Luftbad muss an einem Ort mit frischer Luft durchgeführt werden. Sie sollten es nicht an einem Ort mit Luftverschmutzung oder in der Nähe von Dämpfen durchführen.

Der Sinn des Luftbads besteht darin, den Körper an die frische Luft zu bringen und Kohlenmonoxid zu verbrennen.

Das Luftbad ist kostenlos und kann von jedermann genutzt werden. Für Behinderte kann es in einem Raum durchgeführt werden, in dem die Fenster weit geöffnet sind, damit frische Luft zirkulieren kann.

Zur Krebsvorbeugung ist es ausreichend, die Luftbadübung zweimal täglich durchzuführen. Für Personen mit chronischen Krankheiten wie Krebs wird jedoch empfohlen, die Übung mindestens 6 bis 10 Mal pro Tag durchzuführen. Bei fortgeschrittenen Krebserkrankungen kann eine Erhöhung der Häufigkeit auf 13 Mal pro Tag von Vorteil sein. Die Übung ist zwar etwas zeitaufwändig und erfordert mindestens 30 Minuten für die gesamte Sequenz, aber die gesundheitlichen Vorteile machen sie lohnenswert. Bei Personen mit chronischer Kohlenmonoxidvergiftung sollte die Übung mindestens sechs Monate lang vier- bis sechsmal täglich durchgeführt werden, gefolgt von zweimal täglich als vorbeugende Maßnahme.

Die Luftbad-Übung ist erfrischend und einfach durchzuführen. Alles, was man braucht, ist ein Bademantel, den man während des Aufenthalts an der frischen Luft ausziehen kann. Es ist wichtig, den gesunden Menschenverstand walten zu lassen und die Übung in einer sauberen Umgebung durchzuführen, wobei Industriegebiete, Orte mit Luftverschmutzung oder Umgebungen mit giftigen Gasen vermieden werden sollten. Der Hauptzweck der Übung besteht darin, die frische Luft zu nutzen, um sowohl den Himmel als auch den Körper zu reinigen.

Für diejenigen, die einen umfassenden Ansatz zur ganzheitlichen Krebsbehandlung suchen, bietet mein Buch "Die vier Elemente der Natur gegen Krebs" ein ausführliches Protokoll. Dieses Buch bietet eine detaillierte Anleitung zu Ernährung, Nahrungsergänzungsmitteln und Entgiftungsmethoden, die die Wirksamkeit der Behandlung verbessern können.

Schließlich spielt auch die Psyche eines Krebspatienten eine entscheidende Rolle im Heilungsprozess. Meditation kann in dieser Hinsicht unglaublich hilfreich sein, insbesondere während des Heilungsprozesses und möglicher Heilungskrisen. Eine einfache, aber wirksame

Methode besteht darin, mindestens 40 Minuten lang zu meditieren, still zu sitzen und sich mit geschlossenen Augen ausschließlich auf den Atem zu konzentrieren.

Diese Praxis kann die Widerstandsfähigkeit des Körpers stärken und die Vorteile der Luftbad-Übung ergänzen.

## *DAS ENDE*

Die einfache Wunderheilung: Eine Heilungsübung für Krebs